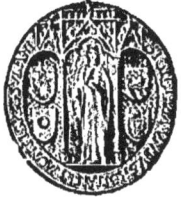
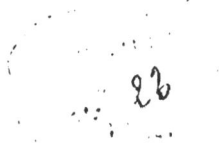
Les

Épidémies

de

Pneumonie

MONTPELLIER

Firmin, Montane et Sicardi

LES
ÉPIDÉMIES DE PNEUMONIE

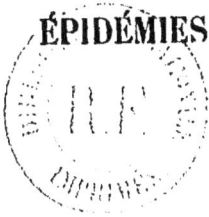

LES

ÉPIDÉMIES DE PNEUMONIE

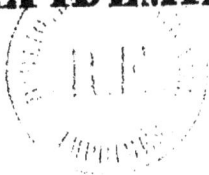

PAR

Louis SICARD

DOCTEUR EN MÉDECINE

MONTPELLIER

IMPRIMERIE FIRMIN et MONTANE

MONTANE, SICARDI ET VALENTIN, SUCCESSEURS

Rue Ferdinand-Fabre et Quai du Verdanson

1911

PERSONNEL DE LA FACULTÉ

Administration

MM. MAIRET (✱)............. Doyen.
SARDA.................. Assesseur.
IZARD....., ... Secrétaire.

Professeurs

Clinique médicale................................ MM. GRASSET (✱).
                                           Chargé de l'enseig* de
                                         pathol et thérap.génér
Clinique chirurgicale.............................. TEDENAT (✱).
Thérapeutique et matière médicale................ HAMELIN (✱).
Clinique médicale................................. CARRIEU.
Clinique des maladies mentales et nerveuses........ MAIRET (✱).
Physique médicale................................ IMBERT.
Botanique et histoire naturelle médicales.......... GRANEL.
Clinique chirurgicale............................. FORGUE (✱)
Clinique ophtalmologique.......................... TRUC (✱).
Chimie médicale.................................. VILLE.
Physiologie...................................... HEDON.
Histologie....................................... VIALLETON.
Pathologie interne......................... .. .... DUCAMP.
Anatomie................................... ... GILIS (✱).
Clinique chirurgicale infantile et orthopédie....... ESTOR.
Microbiologie.................................... RODET.
Médecine légale et toxicologie.......... .... SARDA.
Clinique des maladies des enfants.................. BAUMEL.
Anatomie pathologique............................ BOSC.
Hygiène... BERTIN-SANS (A).
Pathologie et thérapeutique générales............. RAUZIER.
                                        Chargé de l'enseignement
                                        de la clinique médicale.
Clinique obstétricale .... VALLOIS.

Professeurs adjoints : MM. De ROUVILLE, PUECH, MOURET.

Doyen honoraire : M. VIALLETON.

Professeurs honoraires : MM. E. BERTIN-SANS (✱), GRYNFELTT.

Secrétaire honoraire : M. GOT.

Chargés de Cours complémentaires

Clinique ann. des mal. syphil. et cutanées... MM. VEDEL, agrégé.
Clinique annexe des maladies des vieillards. VIRES, agr. lib. (ch. de c.)
Pathologie externe............................ LAPEYRE, agr. l. (ch. de c.)
Clinique gynécologique....................... De ROUVILLE, prof.-adj.
Accouchements............................... PUECH, profes.-adjoint.
Clinique des maladies des voies urinaires... JEANBRAU, a. l. (ch. de c.)
Clinique d'oto-rhino-laryngologie............ MOURET, profes.-adj.
Médecine opératoire......................... SOUBEYRAN, agrégé.

Agrégés en exercice

MM. GALAVIELLE.   MM. LEENHARDT.   MM. DELMAS (Paul).
      VEDEL.   GAUSSEL.   MASSABUAU.
      SOUBEYRAN.   RICHE.   EUZIERE.
      GRYNFELTT (Ed.).   CABANNES.   LECERCLE.
      LAGRIFFOUL.   DERRIEN.   FLEIG, chargé des fonct.

Examinateurs de la thèse ;

MM. GRASSET, *président.* | MM. LEENHARDT, *agrégé.*
RAUZIER, *professeur.* | EUZIERE, *agrégé.*

A MON GRAND-PÈRE

A MON PÈRE ET A MA MÈRE

A MON FRÈRE

A MES PARENTS

A MES AMIS

L. SICARD.

A MON PRÉSIDENT DE THÈSE

Monsieur le Professeur GRASSET

A Monsieur le Professeur RAUZIER

A Monsieur le Professeur-Agrégé LEENHARDT

A Monsieur le Professeur-Agrégé EUZIÈRE

L. SICARD.

Avant de quitter les bancs de cette école, nous tenons à adresser les remerciements les plus sincères aux maîtres dévoués qui nous ont prodigué leur enseignement.

Nous assurons plus particulièrement de notre reconnaissance M. le professeur-agrégé Euzière qui a bien voulu nous inspirer le sujet de notre travail et nous aider de ses conseils. Que M. le professeur Grasset, qui nous a fait l'insigne honneur d'accepter la présidence de notre thèse, daigne agréer l'hommage de notre gratitude, ainsi que M. le professeur Rauzier pour la bienveillance qu'il nous a toujours témoignée, et M. le professeur-agrégé Leenhardt pour l'accueil sympathique que nous avons constamment trouvé auprès de lui.

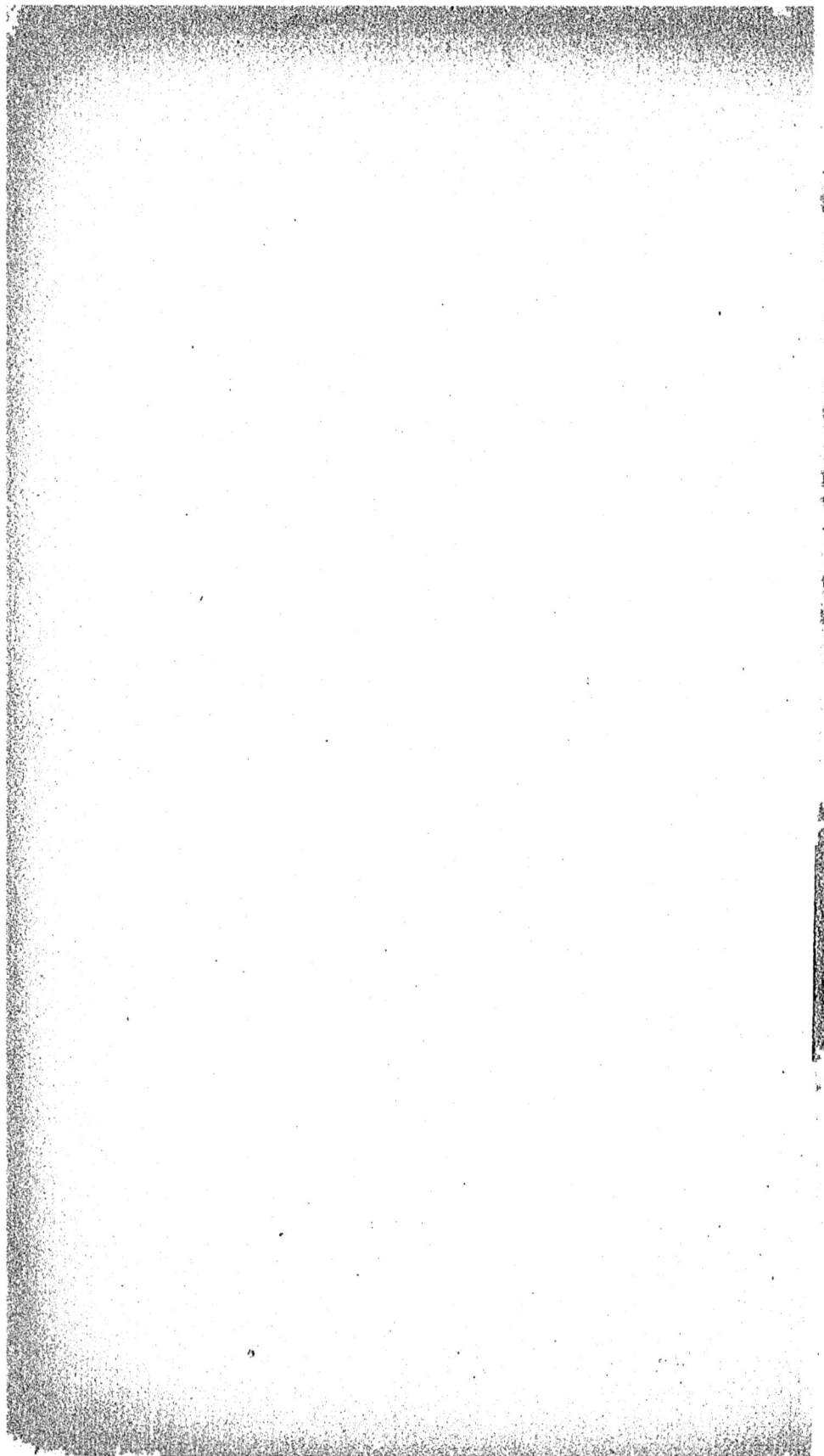

LES
ÉPIDÉMIES DE PNEUMONIE

I

HISTORIQUE

Le caractère épidémique de la pneumonie ou de la péripneumonie, comme on disait autrefois, n'avait pas échappé aux anciens auteurs. La littérature médicale nous a conservé, dès le XIV⁰ siècle, des études d'épidémies qui ne manquent pas d'intérêt. Mais, depuis 1348, date à laquelle remonte l'observation faite par Shékius, jusqu'à nos jours, les renseignements sur l'origine et le développement de la pneumonie ont varié en clarté et précision. Il est facile, à travers les opinions théoriques des auteurs et les découvertes des savants, d'en suivre les diverses phases historiques. La plupart des auteurs modernes distinguent trois périodes : 1° symptomatique ; 2° anatomo-pathologique et clinique ; 3° étiologique et pathogénique.

Dans la première période nous rangerons l'épidémie de Shékius ; celle décrite deux siècles plus tard par Jean Colle d'Urbino ; l'épidémie de Brisgau étudiée par Wœrster en 1688 ; celle de Rome rapportée en 1708 par Lancisi ; les épidémies du Languedoc étudiées par Sauvages en 1710 ; celle de Berne décrite par Haller en 1760.

Toutes ces épidémies sont passibles du même reproche. Elles s'éloignent trop du type des épidémies actuelles ; leur nature pneumococcique n'est pas suffisamment démontrée pour que nous ayons sur leur nature une opinion suffisante et arrêtée. Si l'on admettait alors que la pneumonie était une fièvre, une maladie générale à détermination pulmonaire, l'on était plus gêné pour séparer cliniquement les pneumonies d'avec les pleurésies ; pratiquement la distinction demeurait impossible.

Entre la fin de cette période et le début de la deuxième, il semble bien que les auteurs se soient désintéressés de la question. Exception faite pour l'épidémie de Noyers que Torchet étudia en 1838, il y a un gros siècle de temps d'arrêt. On paraissait même avoir oublié ces épidémies, quand en Angleterre, en Allemagne, en Amérique, on se mit à publier une série de nouveaux cas.

A bord de la flotte anglaise, mouillant dans les eaux de la Méditerranée, éclata une épidémie de pneumonie que Bryson rapporta en 1853. En Irlande, une année plus tard, Hjaltelin publiait le récit d'une épidémie grave. En 1866-7, Dohl observa dans la prison de Christiania 62 cas de pneumonie sur 360 prisonniers environ. Welsch signale en 1869 une épidémie qui éclata à New-Brunswick dans un régiment. Herr rapporte en 1872 l'observation intéressante d'une épidémie frappant, les uns après les autres, les différents habitants d'une même maison. Jürgensen et Scheef étudient en 1872 une épidémie de village. L'année 1875 nous offre des cas intéressants et nombreux. Bonnemaison, de Toulouse, étudie une épidémie qui évolue dans une famille ; Grundler une épidémie de garnison

à Magdeburg; Grimshaw et Moore le récit de l'épidémie
de Dublin; Rodman, de New-York, publie un travail sur
une épidémie de prison dans le Kentucky. A Moringen,
dons le Hanovre, Kühn observe une autre épidémie de
prison. En 1876, nouvelle épidémie à la prison de Francfort. L'année suivante Barella étudie à Bruxelles un cas
d'épidémie. Kühn rapporte, en 1878, un nouveau cas dans
la prison de Moringen. L'année suivante, Banti décrit
l'épidémie de Florence et Ritter une petite épidémie de
famille. Penkert observe dans un village 42 cas de pneumonie franche, du 28 mars au 28 mai 1881.

La même année Demmler consacre sa thèse à l'étude
des pneumonies infectieuses. Il faudrait encore citer les
observations de Butry, Jelley, Scufft et de bien d'autres.
Nous nous contenterons d'indiquer et pour finir, un article
important de G. Sée et le mémoire intéressant d'Alison.

Il est facile de se rendre compte, même après la nomen-
clature incomplète que nous venons de faire, combien
cette seconde période est riche en observations de ce
genre. On se l'explique aisément. La pneumonie était à
cette époque à l'ordre du jour. Il se livrait autour d'elle
des combats d'écoles; était-ce une maladie générale, ou
bien simplement locale ? Et les observateurs suivaient
avec plaisir tout ce qui se rattachait à ce sujet. La clinique, dotée par Laënnec de l'auscultation, et aidée par les
constatations anatomiques, pouvait mieux saisir les
caractères de la pneumonie. On possédait désormais des
instruments merveilleux pour étudier les lésions locales,
et si bien qu'elles absorbaient toutes les attentions.
Laënnec et à sa suite Grisolle, Andral, Stokes et Brous-
sais oublièrent la théorie ancienne de la fièvre pneumonique et partout en France on s'habitua à considérer la
pneumonie comme une inflammation locale simple, comme

« un phlegmon du poumon capable de se développer sous l'influence de causes banales et avant tout par le froid » (Barth). L'Ecole de Montpellier faisait exception et soutenait, appuyée sur l'observation clinique, la notion ancienne que la pneumonie n'était pas une maladie locale, mais bien une fièvre, une maladie générale à détermination pulmonaire. Sa voix fut assez mal écoutée, jugée vieillie et cassée. Mais lorsque Jürgensen, s'appuyant en particulier sur la nature épidémique de la pneumonie, attira d'Allemagne l'attention des médecins français sur cette même idée générale, on s'intéressa à son étude, comme à une découverte, oubliant que la vieille Ecole de Montpellier n'avait jamais enseigné rien d'autre. Et notre maître éminent M. le professeur Grasset pouvait écrire : «... La pneumonie elle-même, qui semblait le dernier rempart et le rempart inexpugnable des organiciens partisans des maladies locales, la pneumonie elle-même est reconnue comme maladie générale par les Allemands.

» Ce fait, qui est de nature à intéresser les élèves de l'Ecole de Montpellier, ne les surprendra pas, je pense. C'est l'enseignement traditionnel de notre Ecole retrouvé, découvert en Allemagne ; ce n'est pas la première fois que Montpellier assiste ainsi à la découverte de ce qu'il a toujours enseigné.

» Non seulement Montpellier a toujours enseigné que la pneumonie n'est que la manifestation locale d'une maladie primitivement générale, mais même Montpellier s'est toujours appuyé, pour le prouver sur ces arguments cliniques que nous voyons être les meilleurs entre les mains de Jürgensen et de Bernheinn. » *Montp. Médical*, 1877.

Bientôt la découverte du microbe qu'on avait entrevu, du miasme comme on disait alors, vint mettre fin à la lutte et consacrer la victoire de notre vieille et glorieuse Ecole (1).

Dans la période qui va suivre l'on trouve moins d'enthousiasme pour un tel sujet ; les observations d'épidémies y sont moins nombreuses ; mais leur rareté n'enlève rien à leur intérêt. Ganivet consacre sa thèse à l'étude d'une épidémie de pneumonie survenue dans les équipages de la flotte à Lorient. La même année Helme étudie dans la sienne les épidémies de pneumonie infectieuse et rapporte plusieurs cas où les constatations cliniques sont confirmées par l'examen bactériologique. En 1890 paraît la relation par Charton d'une épidémie de pneumonie survenue dans le Yorkshire ; Brünner en 1894 étudie un nouveau cas. Kotzine réunit 4 cas de petites épidémies et Thornston 3 autres. En 1896 Malenchini fait des recherches sur un cas d'épidémie maligne ; la même année Stephenson étudie à Pashawar une épidémie de pneumonie. Mouisset publie le cas d'une petite épidémie par contagion frappant 4 garçons boulangers. Jossu consacre sa thèse à l'étude des pneumonies par contagion, en 1901. Desplats, de Lille, publie en 1905 un cas fort intéressant d'épidémie de pneumonie. En 1907 Azéma relate une petite épidémie familiale. En 1909 M. le professeur Euzière communique un cas riche en enseignements sur une petite épidémie de pneumonie observée à l'asile de l'Hôpital général de Montpellier. Montgour et Got publient la même année, dans le journal de médecine de Bordeaux, un cas d'épidémie de pneumonie sénile.

_____

(1) Tout récemment encore Joltrain, (Asselin et Houzeau, 1911) donnait une nouvelle et plus forte confirmation de la théorie Montpelliéraine. Il a été possible à l'aide d'une hémoculture pratiquée avant le début du foyer pulmonaire de dépister le pneumocoque dans la circulation.

II

ÉPIDÉMIOLOGIE

Toutes ces épidémies, dont nous venons de tracer une rapide histoire, peuvent se classer en plusieurs catégories. Germain Sée en distingue quatre et décrit les épidémies : 1° de prisons ; 2° de casernes, régiments, navires ; 3° de villages ; 4° de maisons. Helme, dans sa thèse sur les épidémies de pneumonies infectieuses, conserve cette division. Nous la conserverons nous-même, en y ajoutant cependant un cinquième groupe qui nous paraît intéressant : celui des épidémies de pneumonie dans les asiles et les hôpitaux.

Epidémies de prisons. — Les épidémies de prison sont, peut-être, celles dont il est le plus facile de faire l'étude. Elles surviennent dans un endroit clos, et chez des sujets privés de toute communication avec l'extérieur.

L'une des premières et des mieux signalées est celle dont Rodman a été le témoin dans la prison de Francfort (Kentucky). L'épidémie apparut deux années consécutives en 1875 et 1876. La dernière fut la plus terrible. En peu de mois 176 cas de pneumonies furent observés dans une population de 694 détenus. Elle revêtait même, dans la plupart des cas, une forme grave et l'on constata 25 décès. Les signes physiques et les lésions anatomiques étaient ceux de la pneumonie franche. L'auteur a noté la fréquence des lésions pleurales et de la diarrhée.

La température atteignait rarement un degré très élevé.
Rodman attribue les causes de l'épidémie à la misère
physiologique, à la débilitation des sujets et surtout au
défaut de ventilation des cellules de la maison d'arrêt
elle-même, qu'il décrit ainsi : « La maison d'arrêt a 310
pieds de long, 143 de large, 75 de haut, elle contient
648 cellules. Les cellules contiennent 170 cubes 2/3 d'air
et sont, comme la maison d'arrêt elle-même, très mal
ventilées. Le 1er février 694 individus étaient confinés
dans ces cellules ; durant ce mois, le nombre des prisonniers reçus était si grand par rapport aux libérés que
le 1er mars 735 hommes habitaient les cellules. Il y a six
rangées de chaque côté de la maison, mais celles qui sont
près du toit et qui sont au nombre de 108 ne peuvent être
utilisées parce que ce serait la mort certaine pour ceux
qu'on y ferait coucher, surtout en été. Soit à cause de
cela, soit pour toute autre raison, le nombre des prisonniers est si grand par rapport à celui des cellules qu'on
est obligé de mettre au moins deux individus dans chacune de celles-ci. » Ajoutons que les principes de la plus
élémentaire hygiène sont complètement inconnus. Ainsi,
chaque prisonnier possède un seau pour les ordures de
la nuit, la puanteur des seaux est telle que dans les
régions supérieures elle devient vraiment dangereuse
même pour les visiteurs et les gardiens qui font la ronde ;
certains s'évanouissent ou sont pris de vomissements.
Aussi les 5/6 des décès et des cas appartiennent aux
cellules des rangées supérieures habitées surtout par des
nègres. « Durant le cours de cette épidémie, continue
Rodman, j'ai eu quelques autres maladies à observer :
15 érysipèles et 13 cas de rhumatisme aigu. Mais en dehors
de la prison, je n'ai entendu parler d'aucun cas de pneumonie. Bien plus l'état sanitaire de Francfort, habituel-

lement satisfaisant, n'a jamais été aussi bon que pendant,
l'épidémie de la prison. Aussi je demeure convaincu que
la pneumonie provenait des émanations des cellules. »
Nous allons citer et résumer à titre d'exemple quelques-
unes de ses observations.

OBSERVATION PREMIÈRE. — Guiford B.,., nègre, 24 ans,
bonne constitution, est tombé malade dans sa cellule la
nuit du 13 février. Il avait eu un frisson à son entrée à
l'hôpital. Pouls 112, respiration 32, température 104,5 F
(40°,5). On établit son diagnostic : pneumonie de tout le
côté droit. Le lendemain matin de son entrée, sa température était de 103,5 F (40°). Les conjonctives avaient
une teinte ictérique prononcée. Son pouls atteignait 115,
sa respiration 35, sa température descendit jusqu'à
101,5 F (39°8) au moment de sa mort 1er mars.

Autopsie. — Hépatisation de tout le côté droit.

OBSERVATION II. — Nègre, 27 ans. Bonne santé anté-
rieure. Frissons le 24 février. Mort le 10 mars sans
grands signes avec ictère et délire.

Autopsie. — Pneumonie du lobe inférieur droit ; foie
très congestionné.

OBSERVATION III. — Mulâtre, 31 ans. Tombe malade le
22 avril à midi, coma à 3 heures, mort le lendemain matin
à 7 heures.

Autopsie. — Hépatisation rouge des lobes inférieurs
des deux poumons.

OBSERVATION IV. — Mulâtre, 28 ans. Le 4 mai on
constate une pneumonie de la base droite. Il meurt le
6 au soir en hypothermie.

Autopsie. — Foyer pneumonique, congestion du foie

Presque aussi grave a été l'épidémie qui sévit dans la prison de Moringen, dans le Hanovre, pendant les années 1875 et 1876. Kühn nous en a rapporté l'intéressante histoire, plus riche même en détails cliniques et anatomo-pathologiques que la relation précédente. En 1875, 83 prisonniers furent atteints et l'année suivante on en compta 58. Nous allons, d'après G. Sée, en résumer les caractères.

« La maladie débutait par des prodromes vagues, malaise général, inappétence, douleurs des reins qui duraient de 4 à 8 jours. Puis survenaient des frissons répétés, sans point de côté, ni expectoration ; parfois, mais rarement, le frisson était brusque, avec frisson violent. Ce n'était que du troisième au quatrième jour après le début de la fièvre que les signes locaux ordinaires de la pneumonie apparaissaient. La marche était alors celle de la « pneumonie migrans » c'est-à-dire que l'hépatisation n'était pas fixe et qu'on voyait se produire successivement plusieurs foyers disséminés. Constamment la maladie s'accompagnait de symptômes pleurétiques graves, d'albuminurie et de gonflement de la rate. Dans les deux tiers des cas il y avait de la diarrhée. La courbe thermométrique présentait l'aspect typique de la courbe pneumonique : fièvre continue à maximum très élevé de 41° à 41°6 avec défervescence brusque après le 1ᵉʳ septenaire ; mais habituellement une nouvelle ascension se faisait accompagnant une nouvelle poussée inflammatoire, ou bien le type fébrile devenait irrégulier, la pleurésie ou la péricardite prenant le pas sur les symptômes pulmonaires.

La première pneumonie donna 16 morts, la seconde 8. Sur les 8 autopsies de 1876 on note 7 fois un épanchement pleurétique abondant, 5 fois une péricardite, 1 fois une méningite, 5 fois une méningite parenchymateuse, 8 fois le ramollissement de la rate ; 3 fois elle siégeait à droite. Le cœur était presque toujours en dégénérescence graisseuse. Deux fois seulement les plaques de Peyer étaient légèrement tuméfiées. »

Signalons en dernier lieu l'épidémie observée par Kerchensteiner à la prison d'Amberg (Haut Palatinat) qui du 1ᵉʳ janvier au 28 mai 1880 frappa 161 prisonniers. La mortalité fut très élevée puisqu'on compta 46 décès, et, chose remarquable, personne parmi les employés de l'établissement ne fut atteint. Les détails de cette pneumonie rappellent de très près ceux de la précédente.

Il faudrait encore rapporter l'histoire d'autres épidémies, celle de Dahl par exemple ; mais nous n'y trouverions pas des faits bien nouveaux. Car les mémoires de Rodman et de Kühn sont de véritables monographies d'épidémies de pneumonies survenant dans une prison.

ÉPIDÉMIES DE CASERNES, DE RÉGIMENTS DE NAVIRES

Welsch, dans le *Médical Times and Gazette*, rapporte brièvement l'histoire d'une épidémie survenue dans le bataillon du 22ᵐᵉ régiment d'infanterie à Cork (Nouveau Brunswick). Il observa, en 1869, 52 cas de pneumonie. L'épidémie fut assez bénigne puisqu'on nota simplement 2 décès. Dans certains cas il n'y eut qu'un lobe atteint et dans d'autres tout le poumon fut envahi par les lésions de la pneumonie. A l'autopsie on constatait une dégénérescence granuleuse des reins. La durée de la maladie dépassait toujours les limites normales ; plus de 15 jours en moyenne. Dans un grand nombre de cas, la moitié environ on observait des complications du côté des bronches et de la plèvre. La fièvre fut aussi toujours élevée. L'auteur ne décrit pas les conditions hygiéniques dans lesquelles se trouvait le régiment.

Cortello, médecin de l'armée anglaise des Indes, rapporte les faits avec plus de détails.

Le 1ᵉʳ régiment de Pendjad venait de permuter avec le 5ᵐᵉ. Pour effectuer ce changement de garnison, les soldats avaient dû traverser les régions de l'Afghanistan ravagées par une épizootie de pleuropneumonie des bêtes à cornes. A peine ces deux régiments étaient-ils arrivés dans leur nouvelle caserne qu'ils furent décimés par une épidémie de pneumonie. Le 1ᵉʳ régiment perdit en quelques semaines de 30 à 40 hommes sur un effectif de 550. Le 5ᵐᵉ eut à déplorer la mort d'une soixantaine de soldats environ. Cortello note que l'épidémie était localisée à quelques compagnies seulement ; et lorsqu'elle atteignait des hommes mariés qui vivaient en famille, presque toujours les autres membres se trouvaient frappés du même mal. Il put observer aussi, à l'hôpital, la transmission de la maladie à plusieurs voisins, à quelques infirmiers et à un aide-médecin.

Cette épidémie se fit remarquer par des effets foudroyants. La pneumonie était caractérisée par une douleur très vive dans la région mammaire. Elle s'accompagnait d'emblée d'une prostration complète, envahissait rapidement les deux poumons, la langue devenait sèche et fuligineuse.

A l'autopsie, les lésions apparaissaient intenses. Le parenchyme pulmonaire était en désagrégation purulente, on y trouvait aussi des noyaux gangréneux et de nombreux abcès. La plèvre elle-même contenait un exsudat séro-fibrineux ou sanguinolent, mais en petite quantité.

Etudions enfin une intéressante épidémie survenue dans les équipages de la Flotte à Lorient.

En trois mois, sur un effectif de 2.000 hommes Ganivet observa 31 cas de pneumonie, presque 2 pour cent. Ces pneumonies furent au nombre de 19 en mai et dans les derniers jours de mars, de 9 en juin et de 6 en juillet. La maladie suivait une marche envahissante et offrait le tableau clinique de la pneumonie migrans ; elle prenait souvent les deux poumons ; le droit était plus souvent frappé que le gauche. On observait fréquemment des complications nombreuses. La pleurésie survint chez 10 pneumoniques ordinairement pendant la période aiguë ; 3 fois l'épanchement fut purulent et suivi de mort. La péricardite fut constatée dans 3 cas et pendant deux fois il s'agissait d'un épanchement purulent. La néphrite fut observée dans deux cas mortels. Un seul pneumonique eut de l'ictère.

Ganivet se demande, pour expliquer la cause de cette épidémie, si les équipages de la Flotte ont été soumis plus directement à l'influence de l'agent morbide, ou bien, si des conditions spéciales ont diminué la résistance organique de ces hommes et favorisé l'éclosion de la maladie, ou bien, encore, — et c'est l'hypothèse à laquelle il s'arrête, — si ces deux causes ont agi concurremment. D'autre part, il élimine l'action de la grippe, de la fièvre typhoïde, de la rougeole, du scorbut qui ont déterminé dans certaines épidémies des localisations pulmonaires. Il fait jouer le rôle prépondérant à la viciation de l'air qui permet à l'agent morbide, au microbe, de se multiplier et d'exalter sa virulence. La « Vengeance » et la « Pénélope », navires d'où venaient les malades, étaient constamment envasés à chaque marée basse ; de plus une bouche d'égout s'ouvrait en face de l'arrière de la « Vengeance » déversant ses eaux sur la bande de vase, le long du quai où stationnaient les navires. La vase, en ce point imprégnée sans cesse par les détritus de l'égout, exhalait une odeur fétide des plus prononcées. La « Vengeance » subissait plus directement ce contact, la « Pénélope » se trouvait plus à l'abri. Aussi le nombre des malades venus de ce navire était inférieur au contingent fourni par le premier. Le froid, la fatigue, l'encombrement et la nostalgie ont agi simplement comme causes secondaires en diminuant la résistance organique et par conséquent en augmentant la susceptibilité individuelle.

Nous allons donner, en terminant ce chapitre, le résumé de quelques observations de cette épidémie.

OBSERVATION PREMIÈRE. — Le nommé J..., 21 ans, est
entré à l'hôpital le 15 mai 1883. Le 13, il eut un violent
frisson d'une heure, un point de côté intense au niveau du
mamelon droit. Il tousse. Avant, santé excellente. L'expectoration est rare, formée de crachats striés de sang, un
peu visqueux. A la partie moyenne du poumon droit, en
arrière, dans une étendue égale à la paume de la main, on
observe de la submatité, les vibrations vocales sont normales, on perçoit une bouffée de râles crépitants, un
souffle, du retentissement de la voix. Ailleurs rien d'anor-
mal. Urines légèrement albumineuses. Température
matin 38°8 ; soir 40°5.

16. Les symptômes se sont exagérés. T. m. 39°6 ;
s. 39°7.

17. On constate épanchement pleural ; on trouve des
crépitants dans le creux de l'aisselle. La prostration est
marquée, la langue très sèche. L'albumine augmente.
T. m. 38°8 ; s. 40°5.

18. La pneumonie s'étend, l'épanchement est station-
naire. T. m. 39°7 ; s. 40°6.

19. État général s'aggrave. T. m. 39°6 ; s. 41°1.

20. Délire. T. m. 39°7 ; s. 40°4.

21. Prostration absolue. Le malade a déliré la nuit.
Pas d'expectoration. T. m. 39°5 ; s. 40°2.

A partir de ce jour l'état va sans cesse s'aggravant, la
température reste au-dessus de 40°. Le malade meurt le
24 mai.

A l'autopsie, on trouve de l'hépatisation grise du poumon droit dans sa totalité. La plèvre droite contient un
épanchement séro-purulent de 4 à 500 grammes. Elle est
recouverte dans toute sa hauteur d'un exsudat séro-fibrineux. Le poumon gauche offre en arrière, à la base, les
caractères de la congestion hypostatique ; on ne trouve

du reste dans ce poumon aucun foyer d'hépatisation. La rate pèse 230 gr., les reins semblent hyperhémiés ; les autres organes sont sains.

Les observations II et III notent à côté des signes classiques de la pneumonie des signes d'épanchement pleurétique survenant 5 ou 6 jours après.

Observation IV. — H., 22 ans, entre le 25 mai à l'hôpital. Le 22 il a été pris de frissons intenses, répétés, avec sueurs abondantes, point de côté dans la soirée et toux. A son arrivée on trouve de la matité à la base du thorax en arrière et à gauche. Obscurité respiratoire, pas de souffle, pas de râles, les vibrations sont conservées. T. m. 40°3, s. 40°5.

26. La matité a augmenté, on perçoit le souffle, des crépitants, l'expectoration est abondante, très visqueuse, non colorée. T. m. 40°, s. 40°6.

27. La matité occupe la moitié inférieure du poumon gauche, il existe un souffle tubaire intense, quelques crépitants, l'expectoration est franchement pneumonique, il y a de l'adynamie, de la diarrhée, une dyspnée intense. Les urines sont fortement albumineuses. T. m. 40°5, s. 40°9.

28. Des râles de retour s'entendent à la base gauche, les foyers du lobe supérieur s'étendent, il y a de l'hépatisation du sommet droit, de la dyspnée, du délire. T. m. 41°2, s. 41°.

29. La pneumonie s'étend des deux côtés. T. m. 40°4, s. 40°6.

30. Prostration complète, dyspnée, diarrhée. T. m. 40°3, s. 40°6.

31. Le malade meurt.

L'observation V est celle d'une pneumonie double avec

pleurésie droite et péricardite. La température ne fut jamais très élevée. Elle n'atteignit qu'une fois 40°. Le malade guérit.

OBSERVATION VI. — Il s'agit d'une pneumonie gauche avec pleurésie consécutive. Le malade guérit aussi.

OBSERVATION VII. — C'est une pneumonie droite, avec pleurésie diaphragmatique et ictère; encore guérison.

L'observation VIII est celle d'une pneumonie abortive.

L'observation IX rapporte le cas d'une pneumonie double, compliquée d'une fièvre paludéenne.

ÉPIDÉMIES DE VILLAGES

Le nombre des auteurs qui ont publié des histoires d'épidémies de villages est vraiment fort considérable. Sous peine de donner à ce sujet des proportions trop étendues, et de nous exposer à des redites inutiles, nous sommes obligés de passer sous silence beaucoup de travaux intéressants. Nous nous contenterons d'étudier simplement quelques observations des plus typiques et prises à des époques différentes.

Un des premiers auteurs qui se soit occupé de la question est Hjeltelin. Il étudia, en Irlande, une épidémie de pneumonie qui sévissait pendant l'année 1863. Il s'agit de formes spéciales de pneumonies, caractérisées par la longue durée de la maladie, par un état infectieux démontré par l'examen clinique. Nous ne suivrons pas cependant l'auteur dans sa description, car le petit nombre des autopsies, l'absence de la recherche de la contagion, ne nous permettent pas d'insister longuement sur ce travail.

L'épidémie que Penkert observa à Riethnordhausen est beaucoup plus intéressante. Sur une population de 700 habitants, il se produisit du 28 mars au 28 mai 42 cas de pneumonie, presque tous chez des enfants. Les 10 premiers cas, survenus à peu près simultanément, comprenaient 12 écoliers et 4 de leurs frères ou sœurs en bas-âge. Puis la maladie se communiqua aux parents et dans quelques cas elle parut se transmettre par des intermédiaires restés eux-mêmes indemnes. La période d'incubation a duré de 5 à 8 jours.

La pneumonie très franche d'aspect est restée dans 31 cas limitée à des lobes inférieurs ; 18 fois on a observé de l'herpès labial au décours de l'affection ; il n'y a eu que 2 décès.

D'après l'auteur l'infection venait du cimetière du village situé au Nord-Est de l'École et près d'une mare dont l'eau s'infiltrait facilement dans les fosses creusées dans un sol très poreux. Il s'établissait ainsi une véritable communication entre les fosses et la mare. Le vent du Nord-Est est celui qui souffle le plus souvent dans cette localité, il balayait la mare et le cimetière avant de gagner l'école. Penkert voit dans ce fait la cause de l'épidémie.

Butry a rapporté avec un soin tout particulier une épidémie de pneumonie qui sévit dans le petit village de Bacherback.

Sur 490 habitants, 20 furent atteints, dans l'espace de quelques semaines. Sur ces 20 cas il y eut 9 morts. La maladie ne porta que sur un petit nombre de familles, se propageant surtout dans le cercle des parents et des voisins des premiers malades frappés. Les symptômes typhiques existaient dans presque tous les cas, et 5 fois la pneumonie s'accompagna d'ictère.

Un autre observateur, Seufft, a publié en 1883 la relation d'une épidémie du village d'Erbenheim, localité de 1.500 habitants. Du 2 au 24 novembre, il se produisit 59 cas, surtout chez des enfants au-dessous de 10 ans, la mortalité fut de 8,5 p. 100. Il est à remarquer que certaines rues du village furent seules atteintes, et dans ces rues, les maisons voisines les unes des autres ou habitées par des personnes qui avaient des rapports fréquents avec les malades. Dix familles eurent chacune 2 cas et 6 familles chacune 3 cas.

La même année, un médecin français, Alison, dans un très intéressant mémoire, a signalé deux épidémies de village. La première, celle de Hablainville, a duré de la fin janvier à la fin juin. Pendant ce temps sur 480 habitants, il y a eu 32 cas de pneumonie, caractérisée, au début, par des phénomènes bilieux très accentués, bientôt suivis de symptômes typhoïdes. Ces 32 cas ont donné 15 décès. L'épidémie ne se répandit pas également dans tout le village ; certaines maisons furent particulièrement atteintes et comptèrent 2, 3, 4, malades et plus. Presque toutes ces maisons, où la maladie s'est montrée par groupes, étaient situées dans le voisinage de fosses à purin ou d'autres foyers d'émanations malsaines. A Xermamont, petit hameau de 180 habitants seulement, l'épidémie dura du 27 janvier au 8 avril, elle revêtit exactement les mêmes caractères que la précédente. L'auteur en attribue la cause aux émanations d'une mare d'égout, placée au Nord-Est, et qui était obstruée par toutes sortes de matières organiques en putréfaction.

Nous citerons en terminant une partie du rapport de Chaumier au Congrès de Blois 1884. « Depuis cinq ans, j'ai soigné 101 pneumoniques et je n'ai eu affaire qu'à des épidémies laissant entre elles un ou plusieurs mois d'intervalle ; jamais je n'ai observé de cas isolés. Mes malades peuvent être divisés en 12 séries ; je ne citerai que les deux dernières.

» La onzième série commence le 13 mars 1883 après un intervalle de deux mois, pendant lesquels il n'y a pas eu dans la contrée un seul cas de pneumonie.

» 13 mars, S..., à Cortet, commune de la Celle, enfant. Guérison.

» 13 mars, M..., à la Tremblais, commune de la Celle, enfant. Guérison.

» 17 mars, C..., à la Celle, enfant. Guérison.

» 20 mars, M..., à la Celle, enfant. Guérison.

» 23 mars, V..., à la Celle, enfant. Guérison.

» 31 mars, J..., à la Bernardière, commune de la Celle, adulte. Mort.

» 12 avril, B..., au Grand-Pressigny, adulte. Guérison.

» 17 avril, M..., à la Celle, adulte. Guérison.

» 17 avril, B..., à la Celle, adulte. Guérison.

» 17 avril, M..., à la Prade, commune de Chaumussay, près le Grand-Pressigny, 17 ans. Guérison.

» 21 avril, C..., aux Soutinières, commune du Grand-Pressigny, enfant. Guérison.

» 22 avril, B..., à la Groitière, commune du Grand-Pressigny, adulte. Guérison.

» 22 avril, D..., à la Liée, commune du Grand-Pressigny, vieillard, affection cardiaque, etc. Mort.

» 29 avril, D..., aux Limornières, commune du Grand-Pressigny, adulte. Guérison.

» 9 mai, P..., au Grand-Pressigny, enfant. Guérison.

» 24 mai, B..., à la Guignoire, commune du Grand-Pressigny, adulte. Guérison.

« 7 juin, L..., à Etableau, commune du Grand-Pressigny, vieillard. Mort. »

Puis l'auteur cite les noms des malades de la douzième série et il fait remarquer que les enfants furent les premiers atteints et en plus grand nombre que les adultes. Il pense que les épidémies de pneumonie sont dues à la conservation des microbes dans les habitations, qui exaltent leur virulence dès que les conditions deviennent favorables à leur développement.

ÉPIDÉMIES DE MAISONS ET DE FAMILLES

Nous devons faire encore ici la même remarque qu'au chapitre précédent. Les cas, en effet, où l'on a vu plusieurs individus prendre successivement la pneumonie dans un même local, ou plusieurs membres d'une famille être frappés à quelques jours d'intervalle, sont extrêmement nombreux. Il suffira d'en signaler quelques-uns.

Bonnemaison, dans un remarquable travail, rapporte plusieurs observations de pneumonie évoluant dans le cadre de la famille.

Dans un premier cas (observation VI du mémoire de Bonnemaison) il s'agit d'un homme de 35 ans, atteint d'une pneumonie double avec symptôme d'adynamie très prononcée. La maladie cependant se termina par la résolution le dixième jour. A ce moment, sa mère, qui l'avait soigné avec un dévouement absolu, tombe comme foudroyée par une pleuro-pneumonie du côté droit, avec crachats sanguins, oppression extrême et adynamie, qui l'emporte en moins de quatre jours.

Dans un autre fait (observation VII de Bonnemaison), une dame de 54 ans vient soigner sa sœur atteinte de pneumonie maligne et qui succombe à la fin du premier septennaire. Le lendemain de l'inhumation elle est prise d'un frisson violent, de point de côté et meurt à son tour, en moins de six jours, emportée par une pneumonie adynamique.

Enfin, dans un troisième fait (observation VIII de Bonnemaison), un vieillard de 76 ans est atteint d'une pneumonie qui s'étend rapidement et emporte le malade au sixième jour. Sa fille, venue pour le soigner, est frappée elle aussi. Enfin, le fils de cette femme, militaire, venu pour la voir en permission de 48 heures, tombe malade deux jours après sa rentrée au corps.

Winter Blyth (*The Lancet*, sept. 1875) vit un fermier atteint de pneumonie qui fut soigné par sa nièce, celle-ci ne tarda pas à contracter la même maladie. Son mari, peu après, la prit à son tour.

Daly (The Lancet, nov. 1881) rapporte un cas qui peut être considéré comme un type d'épidémie familiale.

Un enfant est pris d'une pneumonie franche qui débute par un frisson. Après avoir suivi un cours normal elle se termine par défervescence au huitième jour. Deux frères du malade sont pris deux jours après d'une pneumonie lobaire grave qui se termine néanmoins par la guérison. Le quatrième jour de leur maladie, leur mère occupée à les soigner et un plus jeune frère qui n'avait pas quitté la maison sont atteints en même temps. L'enfant guérit, mais la mère succomba le cinquième jour ; le lendemain de la mort de celle-ci, la grand'mère qui avait fermé les yeux de sa fille est prise d'un violent frisson et d'une pneumonie double qui l'enlève également le cinquième jour. Seuls, le père, trois domestiques qui n'entraient pas dans l'appartement des malades, et un cinquième enfant qu'on avait tenu à l'écart, furent épargnés.

Dans l'épidémie de Patchett (*The Lancet*, fév. 1882) la pneumonie atteint toute une famille composée de cinq membres, quatre frères et une sœur, tous célibataires, demeurant dans la même maison. L'aîné âgé de 73 ans est frappé le premier et meurt en 6 jours le 16 janvier.

Le lendemain de sa mort, son frère âgé de 66 ans accuse un point de côté à droite ; la pneumonie s'étend rapidement et le malade succombe, trois jours après le début, le 19 janvier. Le 20 les deux autres frères âgés de 63 et 64 ans sont pris simultanément d'une pneumonie double qui évolue avec une rapidité foudroyante ; le 22 au soir les deux malades étaient morts. Enfin la sœur âgée de 61 ans qui avait soigné ses frères pendant toute leur maladie est prise à son tour, le 23, d'une pneumonie à droite et meurt elle aussi le 26 janvier.

Mendelsohn rapporte le cas suivant. Un cocher de 35 ans emménage le 3 avril 1883 avec sa femme et ses trois enfants dans un logement d'une malpropreté indescriptible, au point que les premiers jours de l'installation durent être employés exclusivement à en éloigner les immondices. Comme l'appartement ne se composait que d'une seule pièce, la famille fut obligée de vivre pendant tout ce temps au milieu de la poussière soulevée par le nettoyage. Le 20 avril, la femme est atteinte de pneumonie. Le lendemain, l'aînée des enfants, fillette de 5 ans en présente les symptômes à son tour ; un jour plus tard, la cadette âgée de 15 mois, est frappée elle aussi. Le troisième enfant, un garçon de trois ans, fut épargné. Mais sur ces entrefaites, le père commence à tousser et la pneumonie se confirme chez lui le 26 avril.

Enfin, plus récemment, en 1907, Azéma publie dans la *Gazette des hôpilaux*, une observation détaillée de trois cas de pneumonie évoluant dans une même maison.

Nous allons essayer de la résumer aussi fidèlement que possible.

Madame X..., âgée de 90 ans, infirme et gardant le lit depuis plusieurs mois, a pour la servir une vieille bonne Madame F..., âgée de 70 ans. Celle-ci tomba malade le

9 février, ayant été prise l'avant-veille d'un grand frisson avec point de côté violent sous le sein droit. Elle toussait et avait de la dyspnée. A l'examen on trouva les signes classiques de la pneumonie moins l'expectoration. Le lendemain l'état de la malade fut plus grave, l'asphyxie progressa rapidement et Mme F... mourut le 11 février au matin.

Le 10 février, Mme S..., âgée de 50 ans, fille de Mme X..., vint pour remplacer, auprès de sa mère, la vieille bonne malade, l'assista aux derniers moments et après sa mort occupa son lit qui se trouvait dans la chambre de Mme X.... Le 14 février, la vieille dame se sentit plus fatiguée. On constata 38° de fièvre, le pouls rapide, la langue épaisse et sèche. La malade, qu'il était difficile d'interroger, présentait à l'auscultation un souffle et des sous-crépitants à la base gauche. Le lendemain, le souffle et les râles s'accentuèrent, bien que les phénomènes généraux fussent peu marqués. Le 18 février, Mme X... mourait subitement alors que son entourage la croyait un peu mieux.

Sur ces entrefaites, Mme S.... dut s'aliter à son tour. Le 15 février elle avait eu un point de côté intense sous l'aisselle droite, accompagné d'un grand frisson et d'un violent mal à la tête. La température était de 39°, le pouls à 130, il y avait de la dyspnée. L'examen ne révéla rien au poumon. Le 17 février, on fit transporter la malade chez elle. Le 21 février, les phénomènes pulmonaires étaient toujours négatifs, on songea à la typhoïde. Le 22 février, un souffle léger et lointain fut perçu dans la fosse sus-épineuse droite, on revint à l'idée d'une pneumonie. Le 23 février le souffle fut plus net, et les jours suivants les symptômes se confirmèrent. Le 26 février, la température tomba, l'état général de la malade s'améliora très sensiblement et il ne persista que les signes pulmonaires. Jamais il n'y eut d'expectoration.

ÉPIDÉMIES D'ASILES ET D'HOPITAUX

Ici nous n'aurons pas l'embarras du choix comme dans les deux chapitres qui précèdent. Les observations de ces épidémies sont plutôt rares dans la littérature et c'est surtout pendant ces dernières années que Desplats, de Lille, en 1905, Euzière, Mongour et Got, en 1909, ont attiré l'attention sur elles.

Antérieurement à cette époque nous devons signaler l'épidémie survenue à l'asile d'indigents d'Albigny et que Rondel rapporte dans le *Lyon Médical* du 29 mai 1882. Il a vu en moins de six mois, sur un effectif de 640 pensionnaires, 69 cas de pneumonie adynamique sur lesquels il y a eu 59 décès. Douze malades entrés à l'infirmerie avant l'épidémie et pour d'autres affections ont contracté la maladie ainsi que 5 infirmiers.

Lancereaux, dont la *Semaine médicale* en août 1886 rapporte six cas de pneumonie observés dans une salle de son service à la Pitié. Cette salle était infectée par la présence de nombreux pneumoniques entrés pendant le mois de février, et la maladie se serait transmise par contagion. Nous citons d'après Jossu les quatre premières observations :

1re OBSERVATION. — Le premier cas est celui d'un homme de 62 ans soigné pour lésions syphilitiques. Début brusque, point de côté, dyspnée extrême; mort le troisième jour ; pleurésie séro-fibrineuse suppurée à pneumocoques.

II° Observation. — Homme de 47 ans, très robuste, soigné pour paralysie saturnine, couché au n° 54 ; pneumonie. Pas de crachats pneumoniques ; mort le 17° jour ; autopsie.

III° Observation. — Homme de 47 ans, couché au n° 50, soigné pour gastrite. Pneumonie, plusieurs frissons légers ; expectoration abondante sans caractère pneumonique ; subictère ; agitation, délire ; mort le 7° jour. Autopsie.

IV° Observation. — Homme de 57 ans, couché au n° 43. Soigné pour insuffisance hépatique. Pneumonie, mort à la fin du second jour. Autopsie.

Lancereaux fait remarquer la coexistence de ces pneumonies avec la grippe, du moins depuis le mois de mars.

L'épidémie que rapporte Desplats, de Lille, a trait à de nombreux cas venant du dehors. C'est par leur intermédiaire que des malades déjà en traitement à l'hôpital pour une autre affection auraient pris la pneumonie. Voici d'ailleurs les observations de ces pneumonies contractées dans le service.

I° Observation (VI de Desplats). — Dr... Arnould était en traitement dans le service pour rhumatisme articulaire subaigu. Il avait eu plusieurs attaques antérieures qui lui avaient laissé une insuffisance mitrale, lorsque le 21 février le lit voisin fut occupé par un vieillard atteint de pneumonie double (Obs. III de Desplats). Ce malade mourait le 22. Le 25, Dr... accusait un point de côté, un frisson, de la fièvre, et le lendemain il avait des crachats teintés. A l'examen, on constatait de la matité et du souffle à la base droite. C'était une pneumonie qui, graduellement, s'étendit et occupa tout le poumon et même se compliqua d'un épanchement qu'on dut ponctionner,

Quatre jours après le point de côté il en accusait un second à gauche, et de ce côté aussi on constatait l'existence d'un foyer soufflant qui s'est résolu. Depuis, les douleurs rhumatismales sont revenues, mais la première pneumonie n'est pas encore bien résolue quoiqu'il y ait plus de fièvre depuis plusieurs jours.

OBSERVATION II (obs. VII de Desplats). — Del... Eugène, 41 ans, entra le 25 février pour une bronchite et occupa le lit d'un malade (Obs. II de Desplats) qui avait succombé le 28 à une pneumonie et à une méningite pneumococcique ; 3 jours après le 28, il était pris d'un violent frisson et d'un point de côté à gauche. Il avait 39°9.

1er mars. 38°7. On ne trouvait rien le matin. Dans la journée crachats sanglants, s. 39°5.

2 mars. 38°. Foyer soufflant à la base droite. Thé alcoolisé, benzoate de soude, cataplasmes. Le soir, morphine, s. 39°7.

3 mars. 38°2. Souffle intense à gauche, râles crépitants, s. 38°6. Les crachats contiennent de nombreux pneumocoques.

4 mars. 38°4. Le malade a passé une assez bonne nuit. Dyspnée moindre, s. 38°5.

5 mars. 39°8. Malade assez dyspnéique. Le poumon est libéré et respire bien. Du côté gauche, le foyer pneumonique gagne vers la base. Café.

6 mars. 37°4. Nuit meilleure, dyspnée moindre, crise urinaire et sudorale. La base du poumon se dégage, s. 38°5.

7 mars. 37°5. *Statu quo*. Le malade désire manger. On lui donne un œuf, s. 38°2.

8 mars. 37°6. Le souffle a presque disparu. Encore quelques petits râles. Pouls régulier, calme. T. 38°3.

10 mars. La poitrine est bien dégagée. Le malade urine abondamment.

15 mars. Convalescence.

Observation III (obs. VIII de Desplats). — Der... Louis, 66 ans. Traité à l'hôpital pour bronchite suspecte depuis le 1er février, fut pris le 16 mars d'un point de côté à gauche, de toux et de crachats sanglants. Le soir, il avait 39°4. Le lendemain, on trouvait un foyer de pneumonie dans le bord inférieur du poumon gauche. T. m. 38°9 ; s. 39°2.

18 mars. T. 38°5. Peu de dyspnée. L'examen des crachats montre presque exclusivement des pneumocoques.

19 mars. *Statu quo*. M. 37°7 ; s. 39°4.

20 mars. Un peu de souffle à gauche, gros frottements à droite.

22 mars. Pas de fièvre.

24 mars. Convalescence.

M. Desplats fait suivre ces observations des remarques suivantes qui sont d'un grand intérêt :

« Quoique les signes de l'auscultation ne fussent pas douteux, j'ai tenu, dans plusieurs cas à faire confirmer le diagnostic par l'examen des crachats et toujours on a trouvé des pneumocoques.

« Pour expliquer cette grande fréquence de pneumonies, leur exceptionnelle gravité et leur évolution atypique, je ne vois que l'épidémie grippale que nous venons de traverser. »

Plus intéressante encore et particulièrement instructive est l'observation de M. le professeur-agrégé Euzière. Nous la reproduisons en entier.

« Le théâtre de cette épidémie fut l'annexe de l'asile installé aux anciens tramways. Elle éclata en mars dernier et quoique par suite du transfert des aliénés dans le nouvel établissement de la route de Ganges, je n'ai pu avoir connaissance de tous les cas qui se sont produits, j'en ai pu néanmoins suivre douze. Je ne rapporterai pas le détail de toutes les observations ; aussi bien certaines d'entre elles sont particulièrement intéressantes et j'aurai l'occasion d'en entretenir la Société. Mais, me plaçant aujourd'hui au seul point de vue de la contagiosité, je vais vous retracer la marche de l'épidémie. Son histoire peut se diviser en deux périodes : la première contient les quatre premiers cas. Ce furent quatre cas de pneumonie franche, absolument typiques, dans lesquels rien ne manqua pour porter le diagnostic avec certitude. Depuis le frisson solennel du début jusqu'à la défervescence rapide, le tableau clinique fut absolument conforme au type classique. Dans les autres observations, la symptomatologie fut moins pure parce qu'un autre élément vint se mêler à l'élément primitif et qu'une épidémie de grippe qui apparut alors vint changer les pneumonies franches en pneumonies grippales.

La deuxième partie de l'épidémie devint par là même moins intéressante, car elle trouve son explication dans la combinaison de l'élément grippal à l'élément pneumonique et l'on connaît depuis longtemps et de façon parfaite ces associations d'infections grippales et d'infections pneumoniques. Mais si l'on considère maintenant les caractères bien différents de la marche de l'épidémie dans les deux périodes, on trouve leur succession particulièrement instructive.

Les quatre premiers malades, ceux qui prirent une pneumonie franche, furent, semble-t-il, contagionnés directement. Le premier atteint fut évacué sur l'infirmerie de l'Hôpital Général ; son lit devint vacant et fut occupé par un autre malade qui fut le second atteint. La troisième victime couchait dans le lit le plus voisin ; la quatrième fut l'infirmier qui était chargé de la surveillance de la salle, c'est lui qui s'occupa le plus des trois malades avant leur transfert et il coucha dans le même dortoir. A suivre la succession de ces 4 pneumonies, l'idée de contagion directe vient immédiatement à l'esprit et semble parfaitement légitime si l'on réfléchit à l'imperfection avec laquelle les règles les plus élémentaires de l'hygiène sont observées par les aliénés. Comme dit en effet Azéma (1), dans les hôpitaux ordinaires, les pneumoniques sont bien rarement source de contagion, cependant ils ne sont pas isolés et se trouvent en contact direct et constant avec le personnel qui les soigne et les autres malades de la même salle. Mais le malade d'hôpital est muni d'un crachoir et les germes virulents sont pour ainsi dire détruits aussitôt qu'expulsés. Dans les familles, la contagion s'observe plus souvent, par suite de l'habitude de faire cracher les malades dans des mouchoirs ou dans des serviettes, ce qui, au point de vue hygiénique, est déjà très imparfait. Dans un asile d'aliénés, cette dernière précaution même ne peut pas le plus souvent être prise, le malade crache souvent en l'air et ses crachats ne retombent pas toujours sur son nez, mais parfois sur celui de ses voisins, sur les draps, sur le sol, et le germe, avant d'avoir rien perdu de sa virulence, va infecter d'autres organismes.

La contagion directe semble donc devoir être mise en cause pour les premiers cas. Il n'en est plus de même pour ceux qui suivirent. Quant l'élément grippal fit son apparition, l'épidémie cessa d'être localisée à un coin de

_____

(1) Azéma, Pneumonies par contagion. *Gazette des Hôpitaux*, 1907.

dortoir ; elle se généralisa, frappa des malades qui n'a
vaient entre eux que des rapports assez éloignés et on ne
peut plus parler que de contagion indirecte. Pour certains
cas même, il est possible que l'apparition grippale puisse
s'expliquer par une reprise de la virulence des pneumocoques qui chez certains individus sont des hôtes normaux
de la cavité buccale.

Quoi qu'il en soit, l'histoire de cette épidémie m'a paru
intéressante. Dans la première période, il y a contagion
directe, le germe tombe sans intermédiaire sur un terrain
que rien n'autorise à considérer comme prédisposé. il y
détermine la maladie et il semble que lui seul, grâce à la
conservation de sa virulence, joue le grand rôle. Dans le
second, au contraire, le contage se fait plus indirectement,
le pneumocoque a un plus grand voyage à faire pour aller
infecter un autre individu ; il n'arrive à destination que
considérablement affaibli, et s'il réussit à déterminer
malgré tout une pneumonie, ce n'est que grâce à son
alliance avec l'infection grippale qui lui prépare le terrain.

Et l'on voit ainsi que la pathogénie des cas varie dans
l'une et dans l'autre de ces deux périodes : dans l'une le
germe très virulent faisant à lui tout seul toute la maladie,
dans l'autre au contraire affaibli, ayant besoin pour la
provoquer de la complicité du terrain. Il y a en somme,
dans l'histoire de cette épidémie, une application intéressante d'une des théories de pathologie générale les plus
chères aux médecins d'aujourd'hui. »

Mentionnons enfin une épidémie de pneumonie sénile
observée à Bordeaux dans l'Hospice général de Pellegrin
par Mongour et Got. Elle débuta au mois de février 1909
et se fit remarquer par sa particulière gravité. Voici d'ailleurs quelques chiffres :

Vieillards femmes hospitalisés au 1er février 1909. 130

Malades atteints 56

Guérisons 10

Décès 46

La maladie évolua suivant le type classique de la pneumonie du vieillard.

« En pleine santé apparente, les malades accusaient subitement un point de côté léger, à peine douloureux, quelques efforts de toux sans fréquence et sans intensibilité notable ; frisson exceptionnel et toujours de courte durée. Le jour de l'invasion, la température axillaire ne dépassait pas 38°, 38°5 ; pendant la période d'état, elle atteignit exceptionnellement 39°, 39°5. » (Mongour et Got). Cependant l'état général devenait rapidement grave : les malades s'éteignaient dans l'adynamie. Chose remarquable les vieillards hommes, dont l'âge moyen était sensiblement le même que celui des femmes, furent épargnés. Leur pavillon était symétrique, de même exposition et dans les mêmes conditions d'hygiène générale. Mongour et Got ne s'expliquent pas cette différence.

III

PRINCIPAUX CARACTÈRES ET FACTEURS DES ÉPIDÉMIES DE PNEUMONIE

Il est temps de tirer, des nombreuses observations que nous avons rapportées ou que nous avons analysées, quelques enseignements.

L'époque où l'on se battait pour établir la nature véritable de la pneumonie est déjà lointaine. L'unanimité est aujourd'hui complète pour reconnaître le pneumocoque comme cause efficiente de la pneumonie. Mais on sait aussi que ce microbe est l'hôte habituel des voies respiratoires d'un grand nombre d'individus isolés ou groupés. Et cependant on ne constate pas chez ceux-là ni de pneumonie, ni d'épidémie de pneumonie.

C'est qu'il existe d'autres facteurs, qui sont si l'on veut secondaires, mais dans certains cas indispensables pour permettre au pneumocoque une action morbide efficace. Ils sont nombreux et complexes, et il n'est pas toujours facile de mettre en évidence celui ou ceux dont l'intervention est le plus décisive. Après avoir donné les caractères généraux de ces épidémies, nous essayerons, dans cette dernière partie, d'étudier, plus brièvement que l'importance du sujet ne le demanderait, les principaux de ces facteurs.

CARACTÈRES GÉNÉRAUX DES ÉPIDÉMIES DE PNEUMONIE

Evolution locale. — Parmi les caractères généraux de leur histoire nous relevons tout d'abord leur peu de tendance à couvrir de grandes surfaces. Elles se renferment dans des circonscriptions territoriales étroites. Même dans ces foyers restreints cette tendance se traduit encore par une distribution particulière des cas morbides, par la réunion de la plupart d'entre eux dans un quartier, dans une rue, dans un groupe de maisons contiguës, dans une prison, une caserne, un hôpital ou bien uniquement dans une seule maison. Pour tout dire en un mot, elles se localisent.

Évolution saisonnière. — Les épidémies de pneumonie n'ont pas de climat; à part les latitudes extrêmes, elles ont été observées à peu près sur tous les points du globe. En revanche, on peut bien dire que c'est une maladie saisonnière.

Toutes les statistiques, quelle qu'en soit la provenance, attribuent le maximum de cas d'épidémies à la fin de l'hiver et au printemps. Une revue rapide des faits que nous avons rapportés nous en donnera encore la preuve.

L'épidémie de Rodman évolue dans le cours du mois de février et de mars. Dans celle de Kühn, les 58 cas de pneumonie se distribuent ainsi : janvier 2, février 2, mars 10, avril 22, mai 7, juin 6, juillet 2, septembre 2, octobre, novembre, décembre pas de cas. Dans l'épidémie d'Amburg, du 1er janvier au 28 mai 1880, il y eut 161 pneumonies. L'épidémie de Rietgnorthosen compte 42 cas du 28 mars au 28 mai. Butry observe 1 cas en mars, 13 en avril, 5 en mai, 1 en juin. L'épidémie de Desplats évolue au mois de février et de mars ; celle d'Euzière éclata en mars et celle de Mongour et Got en février.

Voilà les faits, l'explication en est plus difficile. Certains ont essayé d'en donner une, mais leurs arguments n'entraînent pas la conviction. Ces auteurs ont dit que l'humidité, l'abaissement et les variations de la température jouent un rôle prépondérant pendant ces mois particulièrement riches en cas de pneumonie. Mais il est à remarquer que ce ne sont pas les mois les plus humides ou ceux dont la température est la plus basse qui sont le plus propices à la pneumonie, et que celle-ci sévit souvent au milieu de groupes que leur condition sociale met à l'abri des brusques variations de la température. Il resterait l'hypothèse que la virulence du microbe se trouve portée au maximum à cette époque. C'est dire que la véritable explication est encore à donner.

Évolution multiannuelle. — Affection de l'hiver et du printemps, la pneumonie présente aussi des variations avec les années. Pour un lieu déterminé et notamment pour les grandes agglomérations on peut constater des fluctuations dans le nombre des sujets frappés. Il y a alternativement élévation et abaissement du niveau. Véritable évolution multiannuelle dont les points culminants représentent l'expansion épidémique proprement dite. L'intervalle qui sépare deux épidémies successibles est des plus variables et aussi des plus capricieux.

Influence des conditions locales

Sol. — On a accusé l'infection du sol, son insalubrité. Dans l'épidémie de Hablainville et du hameau de Hermamon, Alison voit la cause dans les circonstances suivantes. Dans le premier cas, aux émanations de matières putrides provenant d'une canalisation de bois pourri et entassé devant les maisons du village ; dans le second, à des émanations d'une mare d'égouts placée au Nord-Est et obstruée par toutes sortes de matières organiques en putréfaction. Banti explique l'épidémie de Florence par les effluves que dégageaient les détritus accumulés par les égouts de la ville dans le lit de l'Arno desséché. A Reitgnordhausen, Penkert observe une communication entre les eaux d'un petit étang et les fosses du cimetière, d'où fermentation des matières organiques décomposées et dégagement de gaz cadavériques qu'un vent du Nord-Est balayait vers l'école. Les enfants qui la fréquentaient et qui se trouvaient dans les salles les plus exposées au Nord-Est fournirent le premier contingent à l'épidémie. Ganivet incrimine aussi les émanations de gaz d'égout dont les bouches s'ouvraient tout près des deux navires amarrés au rivage.

Des observations semblables ont été publiées en Angleterre sous le nom de « pneumonies par gaz d'égout » ; en Irlande sous le nom de « pythogénique pneumonie ». A Dublin notamment Grimshow et Moore ont noté l'accroissement des pneumonies pendant une sécheresse qui avait diminué d'une façon considérable l'eau d'irrigation des égouts de la ville.

Nous savons qu'il serait exagéré de conclure, avec la plupart de ces auteurs, que les gaz d'égout, les émanations putrides des matières en décomposition peuvent, à eux seuls, créer la pneumonie ; mais il se dégage assez clairement des faits, — soit que dans ces conditions le pneumocoque ait sa virulence exaltée ou bien que l'organisme des individus ait sa résistance diminuée, — que la pneumonie trouve là un précieux facteur adjuvant.

Encombrement, infection des lieux habités. — Dans le cas de Mendelsohn nous voyons que dans l'espace de six jours 4 membres sur 5 dont se composait la famille

furent atteints presque simultanément de pneumonie
après avoir pris possession d'un local trop petit et d'une
saleté révoltante. Le médecin et les malades n'hésitaien t
pas à reconnaître là la cause de leur maladie.

Dans les prisons l'influence de ces deux facteurs se
fait encore mieux sentir. C'est ainsi que la pneumonie
endémique dans la maison de correction à Moringen prit
soudain une formidable expansion épidémique sous
l'influence d'une brusque augmentation de la population,
qui réduisit à 5 ou 6 mètres cubes le volume d'air par
tête dans chaque dortoir sous défalcation du lit. Dans le
cas de Rodman, il y avait aussi encombrement et de plus
des émanations putrides dans les cellules qui se trouvaient, nous l'avons vu, dans un état de malpropreté
effroyable. A la prison d'Amberg, après enquête minu-
tieuse, on attribua la cause de l'épidémie à l'encombrement des dortoirs dont pas un seul ne fut épargné. Au
dépôt de la mendicité d'Albigny, les cas de pneumonie,
par leur intensité ou leur durée, furent inversement pro-
portionnels au degré d'aération des locaux. Il ne faut
voir encore ici que des circonstances adjuvantes du
même ordre que celles reconnues à l'infection du sol.

Influence des conditions individuelles

Age. — Aucun âge ne met à l'abri de la pneumonie.
Celle-ci frappe l'enfant jusque dans la vie intra-utérine.

L'âge mûr, la vieillesse ne sont pas davantage épargnés. Aussi avons-nous vu dans nos épidémies que
presque indistinctement ces divers âges sont frappés.
Cependant il apparaît bien que l'enfance et la vieillesse
sont les périodes de la vie les plus chargées de pneumonies. Cela doit-il nous étonner aujourd'hui avec les

connaissances que nous possédons sur la défense de
l'organisme? Nous savons que nos humeurs s'aguer-
rissent contre les attaques des étrangers malfaisants,
des microbes, qu'elles fabriquent pour combattre les
envahisseurs des armes appropriées. Mais il faut du
temps; il faut que nos organes fonctionnent normale-
ment; il faut enfin que l'attaque de l'adversaire ne soit
pas trop vive. Car si pour une cause quelconque la virulence du microbe se trouve exaltée, l'organisme de l'enfant,
qui n'est pas encore prêt pour la lutte, succombera un
des premiers, et celui du vieillard, bien qu'il soit en possession d'un arsenal bien fourni, n'ayant plus que des
armes rouillées, usées d'avoir trop servi, succombera
aussi à son tour. C'est vouloir dire, en d'autres termes,
que les enfants et les vieillards ont une résistance plus
faible que les adultes.

Sexe. — L'on admet en général que l'homme est plus
souvent atteint de pneumonie que la femme. Dans les
épidémies que nous avons étudiées, les cas nous parais-
sent à peu près également répartis. Nous avons même vu
dans une observation des plus récentes, dans l'épidémie
de Mongour et Got, que dans un hospice de vieillards où
les conditions étaient identiques, le côté des femmes fut
frappé exclusivement.

Les auteurs qui croyaient à la plus grande prédisposi-
tion de l'homme observaient surtout dans les hôpitaux;
sans tenir compte de ce fait que la femme consent beaucoup moins volontiers que l'homme à se faire soigner à
l'hôpital, d'où l'explication de cette erreur dans les statistiques.

Race. — Les statistiques anglaises reproduites par
Grisolle semblent établir que dans les troupes coloniales

les soldats nègres sont plus fréquemment frappés de pneumonie que les soldats blancs. Nous avons vu aussi dans l'épidémie de Rodman que les prisonniers noirs étaient plus atteints que les blancs. Sur 25 cas de pneumonie mortelle il compta 24 nègres et seulement un blanc. Mais il faut remarquer dans ce cas que les nègres étaient logés aux étages les plus élevés de la prison, c'est-à-dire à ceux qui avaient le plus à souffrir d'une hygiène particulièrement déplorable.

Constitution. — D'après l'assertion d'Hippocrate, il faudrait regarder les sujets à constitution robuste comme plus souvent atteints de pneumonie que les individus à constitution débile. L'on a cru pendant longtemps, en effet, que les hommes forts étaient plus souvent affectés de pneumonie que les hommes faibles. Il est certain qu'on voit souvent cette maladie frapper des sujets doués d'une santé florissante et d'un tempérament vigoureux. C'est sans doute cette observation journalière qui a fait naître une telle opinion, surtout à l'époque où les moyens de diagnostic encore rudimentaires ne permettaient guère de reconnaître la pneumonie que chez les hommes doués de toute leur puissance réactive, tandis qu'on la méconnaissait facilement chez les faibles, les cachectiques, les sujets déjà épuisés par une autre maladie.

D'autre part la constatation des épidémies de pneumonie dans les prisons, dans les agglomérations éprouvées par le jeûne ou la fatigue, dans les endroits où les lois de l'hygiène sont peu ou mal appliquées, sa plus grande gravité chez les enfants et les vieillards témoignent que cette affection ne s'écarte pas des règles communes et qu'elle a d'autant plus de prise sur l'organisme que celui-ci est plus faible.

CONTAGION

Que la pneumonie soit contagieuse, rien de plus naturel, puisque son agent est un microbe. Il est facile de suivre les traces manifestes de la contagion dans les cas d'épidémie que nous avons signalés.

Dans certaines circonstances la contagion se fait au moyen des vêtements, des draps, des objets ayant appartenu à des malades ; on a même vu des exemples où la contagion s'est produite par l'intermédiaire de sujets sains. Kühn, qui avait été malade, ayant donné ses habits à nettoyer à son cocher, lui passa ainsi la pneumonie. La bonne qui le remplaça dans ce travail fut frappée elle aussi. Se rendant chez les siens après sa guérison, elle emporta avec elle quelques vêtements et huit jours après sa sœur tombait malade.

Dans le cas de Mouisset, plusieurs garçons boulangers se transmettent la pneumonie par l'intermédiaire des draps du lit qu'ils occupaient successivement. Les exemples de ce genre sont nombreux.

La contagion directe est signalée par la plupart des observateurs d'épidémies peu étendues, comme celles de maison et de famille. Les cas de Wynter Blyth, de Bonnemaison, de Patchett, d'Azéma, sont des exemples frappants.

Tantôt il s'agit des habitants d'une même maison qui, dans leur voisinage journalier, se passent la pneumonie l'un à l'autre ; d'autres fois ce sont des individus en parfaite santé venant du dehors visiter un pneumonique et qui, après un séjour plus ou moins prolongé, sont frappés du même mal. Dans les quatre cas de pneumonie observés par M. Euzière à l'asile de l'Hôpital Général, la contagion directe est aussi évidente, et il apparaît bien que l'expectoration en a été le véhicule. D'ailleurs la contagion n'est plus niée par personne aujourd'hui; il n'est donc pas nécessaire que nous insistions plus longuement.

CONCLUSION

I. L'existence des épidémies de pneumonie est unanimement reconnue.

II. Le nombre maximum des cas est observé au printemps et à la fin de l'hiver.

III. Les émanations pestilentielles du sol — soit en donnant plus de virulence au microbe, soit en affaiblissant l'organisme des individus — sont de précieux facteurs adjuvants.

IV. L'encombrement, la saleté des lieux habités agissent de la même manière.

V. La constitution affaiblie des sujets joue un rôle prépondérant dans le développement de l'affection.

VI. S'il n'est pas absolument nécessaire d'isoler les pneumoniques, il est du moins indiqué d'éloigner de leur entourage les sujets malades, débiles ou surmenés, de procéder à la désinfection des lieux habités pendant la maladie, des objets dont ils auront fait usage et en particulier des crachoirs dont il faudra toujours les munir.

BIBLIOGRAPHIE

ALISON. — Archives générales de Médecine, 1883.

AZÉMA. — Pneumonies par contagion. Gazette des Hôpitaux, 1907, n° 757.

BARBIER. — Gazette Médicale de Paris, 1" juin 1889.

BARTH. — Revue des Sciences Médicales, octobre 1884.

— Dictionnaire des Sciences Médicales, Pneumonie, tome XXVI.

BEZANÇON. — Cité in thèse Carlotti, Paris 1893.

BLANC. — Cité in Barbier.

BLITH. — Cité in Carlotti.

BONNEMAISON. — Union Médicale, 1875, n° 79,

BROUARDEL. — Traité de Médecine. T. VII, p. 369.

BRUMER. — Deutsch. Arch. g. Klin. Med., L. II, p. 454, 1894.

BREYSON. — Cité in thèse Gonivet, 1885-86.

CAMPBELL. — Infections pneumonia. Montréal M. J. 1893, 4. L. XXII, p. 652.

CARLOTTI. — Etude sur la contagion de la pneumonie franche aiguë fibrineuse. Thèse, Paris, 1893.

CASTAN. — Pneumonie contagieuse, Montpellier Médical, 1889 2° s. XII, 542-546.

CHARTON. — Semaine Médicale, 1890, p. 23.

CHOSE. — The contagions of acute lobar pneumonia. North-west-Lancet, St-Paul, 1890, X, 242-244.

CHAUFFARD et VIDAL. — Pneumonie conjugale simultanée. Soc. Méd. Hôp., Paris 1908 (2° semestre), p. 450.

— Pneumonie conjugale mortelle. Soc. Méd. Hôp. Paris, 1908 (2ᵉ semestre), p. 465.

CHAUMIER. — De la nature épidémique et contagieuse de la pneumonie franche. Association française, Congrès de Blois, 1884, p. 430.

COLLE (Jean). — Cité *in* thèse Demmler.

COMBEMALE. — A propos de pneumonie infectieuse. Bulletin médical du Nord, Lille 1893, XXXII, 130-132.

CROUIGNEAU. — Bulletin de la Société de Médecine pratique, Paris, 1889, 530-532.

DALY. — Cité *in* Netter.

— Pneumonies contagieuses. Lancet, 1894, London, ii, 322.

— Pneumonies contagieuses. Lancet, London, 11 août 1895.

DELESTER. — Transmission de la pneumonie de la mère au fœtus. Société de Biologie, mars 1898.

DEMMLER. — Pneumonies infectieuses, Thèse, Paris, 1882.

DESPLATS. — Une petite épidémie de pneumonie. Journal de Médecine de Lille, 22 avril 1905.

DRESCHFELD. — Tortschrift d. Med. Berl., 1885, ii, 389.

DUNCAN. — Contagions pneumonia. Lancet, London, 1895, i, 193.

EMINSON. — Epidemic pneumonia at Scotter, in North Lincolshire. Hygiène, London, 1892, V, 177-179.

FLINT. — Cité par Carlotti.

GOUINET. Pneumonies épidémiques. Thèse, Paris, 1885-86.

GARBER. Améric. Médic. Surg. Bull. 1ᵉʳ janvier 1895.

GRAHAM. — Contagious pneumonia. Canada Pract. Toronto, 1886, XI. 332-336.

GRASSET. — De la pneumonie considérée comme maladie générale. Montpellier Médical, mai 1877, p. 428.

— Leçons de clinique médicale, t. I, 1891.

GRISOLLE. — Traité de la pneumonie.

GUDNER. (J.-II.) — Contagion of Pneumonia. Méd. Rec. N.-Y., 1893, XLIII, 461.

GUGGENBUHL. — Der alpentisch endemisch in Hochgebiry der Schweiz und seine Verbreitungen, 1838.

GWYME (C.-N.). — Notes on the recent épidemic of pneumonia in Scheffield. Lancet, London, 1890, ii, 375.

HAEDKE. — Médecine moderne, 1898, p. 452.

HALLER. — In G. Sée.

HARWICHE. — Cité par Carlotti.

HJALTELIN. — In thèse Helmo.

HOLLOPEAU. — La doctrine de la fièvre pneumonique. In Revue des Sciences Médicales, 1878.

HOFFMAN. — Traité des fièvres, 1746.

HOLWEDE (Von). — In G. Sée.

HUXAM. — Essai sur les fièvres, 1768.

IRWIN. — The local aspect of the present pneumonia epidemic. Montréal, M. J. 1889-90, XVIII, 650-656.

JOLTRAIN. — Origine sanguine des pneumonies. Gazette des Hôpitaux, 1909, p. 1712.

JUNG (A.-G.). — Pneumonia as an epidemic as infections disease. Rep. B. d. Health. Maine 1888. Auguster, 1889, IV, 254-264.

JAMES. — Americ. Journ., juillet 1877.

JOSSU. — Contagion de la pneumonie. Thèse, 1901, Paris.

JULLEY. — Contagions pneumonia. Lancet, 24 déc. 1881.

JURGENSEN. — In Dictionnaire Ziemmsen.

KELLER. — Zur Ætiologie der Kroupösen Pneumonie, in Vetter.

KLESCH. — De la pneumonie au point de vue épidémiologique. Revue d'hygiène, 1893, XV.

KERCHONSTEINER. — In thèse Helme.

KLAMAN. — Ueber Pn. asth. epidemia. Allg. med. centr. Ztg. Berlin, 1885. L. 593, 609.

KLEMPS (E.-J.). — Infections pneumonia. Medical Herald, Louisville, 1886-87, VIII, 71.

KOTZINE. — Rousskaia Med., 1894. *In* Gazette des Hôpitaux, 1895.

KUHNER (A.). — Die Pneumonie in epidemiologischer Beziehung. Internat. Klin. Rundschau.

LANCEREAUX. — Semaine médicale, 13 août 1886, p. 340, et Archives générales de Médecine, 7° s., n° 10, 1886, p. 257.

LANCISI. — *In* thèse Demmler.

LANDOUZY. — *in* traité de médecine Brouardel et Gilbert, t. VII, article pneumonie.

LARDIER. — De la pneumonie infectieuse à caractère épidémique. Bulletin médical des Vosges. Rambervillers, 1888-89.

LECH. — Med. Chr. Manchester, 1890-91, XIII, 265, 337.

LEGENDRE. — *In* thèse Helme.

LEMAIRE. — Observation pour servir à l'histoire de la pneumonie contagieuse. Normandie médicale. Rouen, 1885-1886, 1, 311-314.

LÉPINE. — *In* Dictionnaire de médecine et de chirurgie pratique.

LIPPMAN. — Le pneumocoque et les pneumococcies. Paris, 1900.

LOBERY. — *In* Barth. Epidémie ayant sévi en 1879 sur une commune de Norvège.

LOYS et MONTEUX. — Congrès de Médecine interne. *In* Province médicale, 1898.

MARCHIAFAVA (E.). — Bignami. Note sull' infezione pneumonica. Bull. d. r. Acad. Med. di Roma, 1890-91, XVII, 365-377.

MALENCHINI. — Recherches sur une épidémie de pneumonie maligne. Lo sperimentale sez. biol., p. 157, 1896.

MRSHAL (F.). — Epidemic pneumonia. Bull. of the Johns Hopkins Hosp. XVIII, 20 nov. 1907.

MASSALONGO. — Faits nouveaux à propos de la théorie infectieuse de la pneumonie. Archives générales de Médecine, 1885.

MENDELSOHN. — Pneumonies contagieuses. In Vetter.

MÉNÉTRIER-TOURANE. — Pneumonie du fœtus. Bull. et mém. de la Soc. méd. des Hôp. de Paris, 18 juillet 1907.

MÉRY. — Cité par Carlotti.

MONGOU et GOT. — Epidémie de pneumonie sénile. Journ. de méd. de Bordeaux, 26 sept, 1909, p. 615-616.

MOUISSET. — Epidémie de pneumonie. Lyon médical, 13 nov. 1897.

MULLER. — Cité par Carlotti.

NALDONI (A.). — Ancora sulla contagiosità della pneumite et broncho-pneumite. Gaz. d. osp. Milano, 1889, X, 730.

NETER. — Article Pneumonie du Traité de Médecine, Bouchard-Brissaud, t. VI, 2ᵉ édit.

OLIVIER (T.) — Tree cases of infective pneumonia occuring in one family. Lancet, London, 1890, II, 760.

OST. — Infectiose pneumonie. In Borte. Revue des Sciences médicales, 1884, t. XXIV.

OSTHOFF (C.) — Die infectiose Form der fibrinosen Lungenentzündung. Munchen. med. Welm schr., 1899, XXX VI, 893-913.

PATCHETT. — Contagious pneumonia. Lancet, 15 février 1882.

PEARS. — Epidémie de pneumonie suggérant l'idée de contagion. Boston médic. journal, 6 octobre 1892.

PENKERT. — In thèse de Helme.

PROBY (A.) — Note sur trois cas de pneumonie pour servir à l'histoire de la pneumonie. Lyon Médical, 1889.

RENAULT. — Note pour servir à l'histoire de la pneumonie

infectieuse. Bull. et mem. de la Soc. de Méd. des Hop.
de Paris, 1889.

RIESEL. — Cité par Carlotti.

RIMBAUD. — Pneumonie des vieillards. Montp. Méd., 1909,
t. I, 125-134.

RITTER. — In thèse de Helme.

RODMAN. — In the de Demmler.

RONDET. — In Barbier.

SEARS (G.-G). — A household epidemic of pneumonia sugges-
ting contagion. Bost. M. et S. J., 1892.

SADLER. — Pneumonie contagieuse. In revue des Sciences
médicales, 1884.

SCHMIDT. — In Carlotti.

SCHROTTER. — Cité par Netter.

SÉCRÉTAN. — Pneumonie infectieuse. Revue méd. de la Suisse
Rom. Genève, 1885.

SÉE (G.) — Médecine clinique, t. II, 1885.
    — Pneumonies infectieuses. Union médicale, 1882.

SHUTER (R.-E.) — Epidemic of pneumonia. Australas, M. Gaz.
Sydney, 1909, 131-3.

SOKOLOFF. — Infectiosité de la pneumonie. Rev. des Sc.
Méd., 1891.

STEPHENSON. — Epidémie de pneumonie à Peshawar. Lancet,
1896.

THAM. — Quelques observations sur la contagiosité de la
pneumonie fibrineuse. Nord. med. ark. Stockolm, 1886.

TEDESCHI. — La pneumonite qual morbo da infezionne. Mor-
gagui-Napoli, 1884.

THORNSTON. — The cases of contagious pneumonia. Brit. M.
J. London, 1894.

VARIOT. — Contagion hospitalière de la pneumonie chez un
enfant de 12 ans. Jour. de Clin. infant., 31 mars 1898.

VERSTRAETEN. — La pneumonie est-elle contagieuse? Annales
    Soc. de Méd. de Gand, 1886.

WYMAN. — Epidemic pneumonia. Bost. med. and Surg.
    journ.

ZIMMERMAN. — Quatre cas de pneumonie dans une famille.
    Corr. Bl. f. schw. Aerzte, 1er sept. 1873 et in Rev.
    des Scien. Méd., 1893.

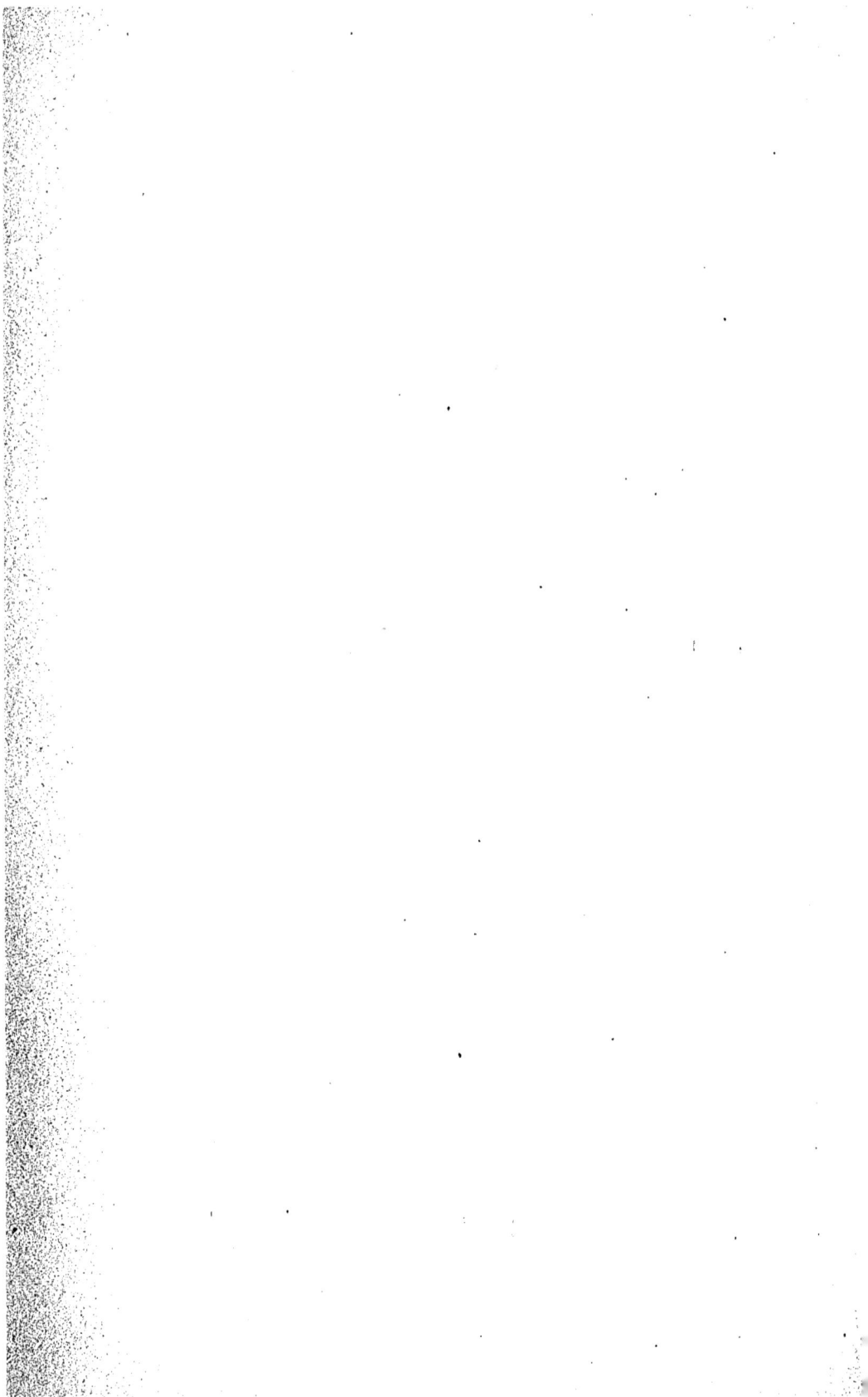

SERMENT

En présence des Maîtres de cette Ecole, de mes chers con-
disciples, et devant l'effigie d'Hippocrate, je promets et je jure,
au nom de l'Être suprême, d'être fidèle aux lois de l'honneur
et de la probité dans l'exercice de la Médecine. Je donnerai
mes soins gratuits à l'indigent, et n'exigerai jamais un salaire
au-dessus de mon travail. Admis dans l'intérieur des maisons,
mes yeux ne verront pas ce qui s'y passe ; ma langue taira les
secrets qui me seront confiés, et mon état ne servira pas à
corrompre les mœurs ni à favoriser le crime. Respectueux et
reconnaissant envers mes Maîtres, je rendrai à leurs enfants
l'instruction que j'ai reçue de leurs pères.

Que les hommes m'accordent leur estime si je suis fidèle
à mes promesses ! Que je sois couvert d'opprobre et mé-
prisé de mes confrères si j'y manque !